NOTICE

L'ASILE DES ALIÉNÉS

DE ROUEN,

LUE A L'ACADÉMIE ROYALE DES SCIENCES, BELLES-LETTRES
ET ARTS DE LA MÊME VILLE,

Le 25 Avril 1828,

ET INSÉRÉE DANS SON PRÉCIS ANALYTIQUE ;

PAR A. G. BALLIN,

Membre de cette Académie ; Chef de Division à la Préfecture de la Seine-
Inférieure.

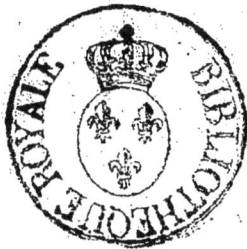

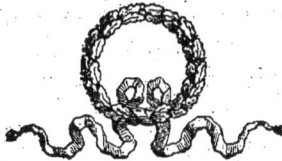

A ROUEN,

DE L'IMPRIMERIE DE NICÉTAS PERIAUX LE JEUNE,
RUE DE LA VICOMTÉ, Nº 55.

~~~~~~~

1828.

NOTICE

SUR

L'ASILE DES ALIÉNÉS

DE ROUEN,

LUE A L'ACADÉMIE ROYALE DES SCIENCES, BELLES-LETTRES ET ARTS
DE LA MÊME VILLE, ET INSÉRÉE DANS SON PRÉCIS ANALYTIQUE.

———

Un établissement d'une haute importance a été formé
depuis peu d'années en cette ville ; consacré aux infortunés dégradés par la plus affligeante des maladies
et à une branche pour ainsi dire nouvelle de l'art de
guérir, il a droit de vous intéresser à un triple titre :
l'amour de l'humanité, l'amour de la science et l'amour
du pays à l'illustration duquel il doit contribuer. Vous
avez déjà deviné que je veux vous parler de l'*Asile des
aliénés*; et comme aucun de vous, à ma connaissance,
ne s'en est encore occupé dans cette enceinte, je me
suis flatté que vous écouteriez avec bienveillance les
détails que je vais avoir l'honneur de vous communi-
quer sur cet établissement.

L'idée première en est due, il est vrai, à M. Malouet,
alors Préfet de la Seine-Inférieure ; mais M. de Vanssay,
son successeur, ne doit pas moins en être consi-
déré comme l'unique fondateur, puisque lui seul a
conçu les moyens d'exécution et les a mis en œuvre
avec un zèle qu'aucune difficulté n'a pu arrêter et un
succès au-dessus de tout éloge.

J'ai d'ailleurs pensé, Messieurs, qu'au moment où

nous venons de perdre cet administrateur dont les utiles travaux doivent laisser de longs et honorables souvenirs, il pouvait être convenable de vous rappeler un de ses plus beaux titres à la reconnaissance de ce vaste département.

Déjà notre digne président, dans son Précis sur l'Histoire de Rouen, a traité ce sujet avec le talent qui le distingue ; mais la brièveté qu'il s'était imposée ne lui a pas permis d'entrer dans des développements que vous n'entendrez peut-être pas sans intérêt.

Nous en sommes tous convaincus, Messieurs, la raison est la plus belle prérogative de l'homme, c'est elle qui en fait le roi de la nature ; aussi celui qu'elle abandonne devient-il un objet de pitié pour ses semblables, quoique lui-même ne sente pas l'horreur de sa position. Long-temps les infortunés attaqués d'aliénation mentale furent traités avec une insouciance, je dirai même avec une barbarie à laquelle on ne peut penser sans éprouver un sentiment pénible (1) ; elle aggravait leur maladie et leur causait souvent des accès de fureur qui justifiaient en quelque sorte les violences qu'on employait pour les contenir.

Ce n'est que vers le commencement du dix-septième siècle qu'on s'occupa des aliénés d'une manière spéciale ; mais aucun établissement remarquable n'avait été consacré à leur traitement, avant la fin du dix-huitième. La maison des frères de la charité de Charenton admettait des pensionnaires aliénés depuis 1660, mais ils y étaient en petit nombre ; l'accroissement de cet éta-

_____

(1) Voyez, dans le Dictionnaire des sciences médicales, l'article *Maisons d'aliénés* ; l'auteur, M. Esquirol, y donne le détail des tortures que ces malheureux y souffraient ; on y trouvera les renseignements les plus intéressants sur les principaux hospices de l'Europe où sont admis des aliénés.

blissement ne date que de 1796, et encore n'est-ce que
depuis peu d'années que les malades y reçoivent un traitement analogue aux progrès de cette partie de l'art de
guérir. Le fameux Bethléem, de Londres, ne mérite
d'être cité que pour sa magnifique construction ; il
n'offre, dit M. Esquirol, aucun des avantages des établissements semblables construits de nos jours, et ne
remplira jamais le but pour lequel il a été bâti. Vers
1786, des loges furent établies à Lyon et à Rouen pour
renfermer les fous ; elles attestent encore aujourd'hui
dans quel état de misère ils y vivaient.

Depuis cette époque des administrateurs éclairés, des
savants et des médecins se sont occupés de rechercher
les moyens d'adoucir la situation des aliénés, et même
de les rappeler à la raison. M. Pinel, nommé médecin en chef de Bicêtre, près Paris, en 1792, y
contribua puissamment, et l'influence de ses travaux
ne se fit pas sentir seulement dans les principales
villes de France, mais s'étendit à toute l'Europe.

La ville de Rouen fut une des premières à suivre cet
exemple : en 1802 on bâtit à l'Hospice général deux cours
pour les insensés ; quoique les loges, au nombre de
trente-cinq pour les hommes et de cinquante pour les
femmes, y soient humides et mal faites, c'était déja
beaucoup alors, et l'on doit rendre hommage aux heureux
et constants efforts que le docteur Vigné, médecin en
chef de cette maison, fit pour l'amélioration du service
des aliénés.

L'impulsion était donnée, mais les progrès furent
lents; il n'y a pas dix ans que, dans la plupart des
hôpitaux généraux, les aliénés étaient encore livrés au
plus triste abandon ; les maisons mêmes qui leur étaient
spécialement consacrées manquaient de plan général et
de distributions convenables pour le service.

On n'est pas même bien fixé aujourd'hui sur l'espèce

de construction la plus propre à atteindre le but désiré ; mais on a reconnu que le classement des aliénés par genre de maladie (1), toute la liberté compatible avec leur état, des soins attentifs, et beaucoup de douceur, doivent être les premières bases de leur traitement. La gloire de mettre ces théories en pratique, sur une grande échelle, était réservée à l'administration du département de la Seine-Inférieure.

Dès 1819, sur la proposition du Préfet, le Conseil général du département pensa sérieusement à fonder un hospice en faveur des aliénés ; la suppression du dépôt de mendicité donna l'idée d'y consacrer le local de Saint-Yon (2) qui, par son étendue, son heureuse situation et ses vastes bâtimens, parut présenter les éléments d'un établissement de premier ordre, dont l'érection fut autorisée par ordonnances royales des 12 janvier et 6 décembre 1820. M. de Vanssay en posa la première pierre le 25 août 1822.

Le conseil général affecta d'abord à cette importante création un fonds de près de six cent mille francs, auquel des sommes considérables furent successivement ajoutées ; une partie fut convertie en une rente de trente mille francs pour former une dotation, et le reste fut employé en frais de constructions, de réparations et d'ameublement. Le même conseil contribue en outre aux dépenses annuelles.

L'établissement, qui fut ouvert le 11 juillet 1825, sem-

(1). On trouvera les principes de ce classement dans les ouvrages des docteurs Pinel, Fodéré, Georget, Esquirol, (article déjà cité), etc. Un rapport de M. de Pastoret, sur les hôpitaux de Paris, et le programme d'un hospice d'aliénés par M. Desportes, administrateur des hôpitaux de Paris, donnent à cet égard des détails encore plus positifs.

(2) Voir, sur l'origine de cette maison, le Précis de l'Histoire de Rouen, par M. Th. Licquet, conservateur de la Bibliothèque de cette ville, etc., etc. (Rouen, 1827, page 157).

ble avoirsurpassé les espérances qu'on en avait conçues : il a excité l'admiration des Français et des étrangers qui l'ont visité (1); tous se sont accordés à le considérer comme un des plus beaux monuments de notre siècle. Les heureux résultats qu'il présente déjà et des guérisons assez nombreuses présagent des succès toujours croissants.

La promptitude et l'économie avec lesquelles cet important établissement fut formé, méritent d'être remarquées, et font le plus grand honneur à l'administration. Il serait facile de rendre cette assertion plus frappante par plusieurs citations; ainsi l'Hôtel-Dieu de Rouen, commencé en 1749, ne reçut les malades que neuf ans après, et l'hôpital Saint-Louis, fondé par Henri IV en 1607, ne fut ouvert qu'en 1619; il coûta sept cent quatre-vingt-quinze mille livres d'alors, près de deux millions de nos jours.

C'est ici le lieu de payer aussi un juste tribut d'éloges au zèle et aux lumières du directeur, M. Vidal, qui longtemps à l'avance s'était occupé de recueillir des observations sur l'ensemble des dispositions à prendre pour l'organisation de la maison. Il avait même visité les établissements de Paris, de Charenton, de Caen et des provinces méridionales de la France, et contribua, par ses rapports, à assurer la marche de l'administration,

---

(1) Nous citerons entr'autres MM. le baron de Gérando, le marquis de Pastoret, le baron Becquey, le baron Capelle, des Préfets, des Ingénieurs; le docteur Esquirol; plusieurs membres de l'École royale de médecine, des administrateurs de plusieurs hôpitaux; le docteur Martini, directeur de l'Hospice des aliénés récemment ouvert à Leubus, près Breslau, en Silésie; le docteur Vulpes, médecin en chef de l'Hôpital des aliénés de Naples; un médecin chargé par l'Empereur du Brésil de recueillir des renseignements sur les maisons d'aliénés; les pages du Roi de Bavière, etc., etc. L'établissement s'honore en outre de la visite de Son Altesse Royale MADAME, Duchesse de Berry, et de S. A. E. Monseigneur le prince de Croÿ, cardinal, archevêque de Rouen.

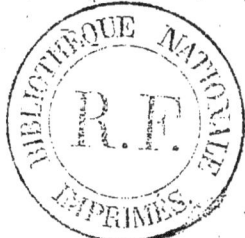

dans cette entreprise toute nouvelle , dont je vais essayer de vous donner une idée plus précise. C'est à la complaisance de M. Vidal que je dois une partie des renseignements consignés dans cette notice ; je puis garantir également l'exactitude de ceux que j'ai puisés à d'autres sources.

L'établissement occupe , à l'une des extrémités de la ville , dans un quartier peu fréquenté , en bon air , un terrain de sept à huit hectares (plus de vingt arpents de Paris) ; les anciennes constructions contiennent de vastes dortoirs pour les malades tranquilles , des logements séparés pour diverses classes de pensionnaires , une fort belle cuisine avec ses dépendances, une buanderie très-bien entendue , des magasins , et tous les autres locaux nécessaires au service d'un établissement destiné à une population d'environ cinq cents individus. Les constructions nouvelles consistent en cinq cours affectées aux malades qui exigent une attention plus particulière. Quatre sont semblables entr'elles et actuellement occupées , deux par des hommes et deux par des femmes. Chacune forme à-peu-près un carré de cent trente-cinq pieds de côté. On y entre par un petit pavillon où se trouvent les chambres des sœurs et des infirmiers ; à droite et à gauche sont les cellules , au nombre de vingt ; en face une belle grille en fonte (1) , qui laisse voir le jardin ; une galerie couverte , de six pieds de large , règne tout autour ; au milieu est un gazon , orné d'arbustes et de fleurs , que les aliénés ne cherchent jamais à détruire ; quelques-uns même s'amusent à les cultiver. Il semble , dit M. Licquet (v. note , p. 182), *que leur imagination troublée se calme à la vue des productions*

---

(1) Les grilles et grillages fondus ont été exécutés , avec beaucoup de soin , dans les ateliers de MM. Waddington frères, à Saint-Remy-sur-Epte , département de l'Eure.

gracieuses de la nature. Les cellules, qui ont environ dix pieds de long, huit de large et onze de haut, ont une croisée sur la galerie ; toutes les croisées sont garnies d'une fenêtre vitrée et d'un volet de bois ; mais celles des malades qui inspirent quelque défiance ont en outre un fort grillage en fil de fer où en fer fondu à losanges serrés. Cette clôture a fixé l'attention des gens de l'art ; elle offre, avec économie, toute la solidité nécessaire, et n'a pas l'aspect affligeant des barreaux usités dans les maisons d'aliénés. De l'autre côté est un large corridor, sur lequel donnent les portes des cellules, qui contiennent chacune un lit, une table et une chaise. Les malades sont presque toujours libres dans leurs cours, et il n'en résulte jamais aucun inconvénient. Les surveillants ont soin de faire rentrer ceux qui donnent quelques signes d'agitation ou de fureur ; et un moyen employé avec succès pour les appaiser est de les priver du jour, qui paraît contribuer à les exaspérer durant leurs crises. Toutefois cette séquestration n'a lieu qu'après avoir pris les ordres du médecin, et, loin de s'en plaindre, ces infortunés la demandent quelquefois ; mais de longs intervalles se passent sans qu'il soit nécessaire d'avoir recours à cette mesure.

La cinquième cour, qui vient d'être achevée, est un peu plus grande que les autres ; elle a trente-deux cellules.

Entre les cours des hommes et celles des femmes s'élève le pavillon des bains, où l'on accède par des galeries couvertes. Il renferme vingt-quatre baignoires, dans des salles différentes pour chaque sexe, avec un appareil de douches, et réunit toutes les commodités désirables. La manière dont l'eau arrive aux baignoires, sans robinets et sans conduits apparents, est fort ingénieuse. On vient d'établir dans ce pavillon une pompe à feu très-soignée, de la force de deux chevaux, provenant des ateliers de MM. Périer, de Chaillot. Son travail, qui ne sera que de cinq à six heures par jour, suffira pour alimenter deux réservoirs contenant ensemble cinquante mètres cubes d'eau, et pour chauffer simultanément l'eau des bains ; au moyen d'un emprunt de vapeur fait à la chaudière de l'appareil. On s'occupe en ce moment d'utiliser l'eau de condensation, afin d'économiser le combustible. Ce système hydraulique doit fournir en même temps l'eau nécessaire aux cuisines, à la buanderie, à l'arrosage des jardins, etc., etc.

Le régime et le traitement des malades, dirigés par un habile médecin, M. Foville, élève distingué de M. Esquirol, ont généralement reçu l'approbation des gens de l'art et des savants distingués qui ont été à portée d'en prendre connaissance. Rien ne prouve mieux sans doute l'efficacité des soins donnés aux aliénés que leur soumission et leur docilité, qui, dans certains moments, pourrait faire croire qu'ils jouissent de toute leur raison. Les hommes s'emploient de bonne volonté à divers travaux proportionnés à leur degré de force ou d'aptitude ; les femmes travaillent à l'aiguille, s'occupent à la manutention du linge, ou secondent le zèle exemplaire des sœurs dans les soins qu'elles prodiguent particulièrement aux infirmes et aux aliénés atteints de maladies corporelles.

Cet établissement, qu'une décision ministérielle a rendu en quelque sorte central pour plusieurs départements, est d'ailleurs si bien administré qu'il n'exige qu'un petit nombre d'employés, eu égard à sa grande importance. En effet, on n'en compte que quarante, dont quelques-uns sont aux frais particuliers des pensionnaires qu'ils servent exclusivement ; ce sont : le directeur, le médecin, le chirurgien, un interne, un économe, un commis aux écritures, un aumônier, vingt-et-une sœurs de Saint-Joseph de Cluny et douze infirmiers ; cependant les malades n'en sont pas moins

l'objet d'une surveillance continuelle, de soins et d'é-
gards de tous les instants, ce que l'on doit attribuer
à la bonne disposition des localités, et surtout au zèle
éclairé des principaux employés. Mais je dois m'arrêter pour ne pas fatiguer votre attention, car *il fau-
drait tout mentionner dans cet hospice, si l'on voulait dé-
tailler tout ce qui est parfait*, dit encore M. Licquet.

Tout ce qu'on vient de lire doit vous faire juger,
Messieurs, que cette fondation, fût-elle uniquement
consacrée à des pensionnaires, serait encore un im-
mense service rendu à l'humanité; mais le conseil
général, dont les vues philantropiques lui font le plus
grand honneur, a voulu que les pauvres eussent aussi
part à ce bienfait; il a, en conséquence, fondé cent
places gratuites, dont quatre-vingt-dix sont accordées,
sur la proposition de MM. les sous-préfets, à des indigents domiciliés dans le département, et dix restent
à la disposition de M. le Préfet, en faveur des aliénés
étrangers au département et dont le domicile est in-
connu.

Le nombre des aliénés existants à l'Asile, au 1er janvier
1826, n'était encore que de cinquante-six pensionnaires
et vingt-cinq indigents; voici le tableau de sa population
au 1er janvier 1828 :

	hommes.	femmes.	totaux.
Pensionnaires des communes et hospices du département de la Seine-Inférieure...	44	98	142
Pensionnaires au compte des familles.......	49	42	91
Indigents.......................	33	26	59
Pensionnaires de départements étrangers...	14	18	32
Totaux.........	140	184	324

La proportion des divers genres d'aliénations mentales
m'ayant paru d'un assez grand intérêt, j'ai demandé
communication de l'état général où sont spécifiées les
affections de chaque individu; mais comme plusieurs

ont beaucoup d'analogie entr'elles, je les ai réduites à quelques classes principales, dont voici la comparaison établie proportionnellement à cent malades :

	INCURABLES.		CURABLES.	
	hommes.	femmes.	hommes.	femmes.
Démence, y compris quelques para- lytiques..........................	21	26	//	//
Démence avec épilepsie............	3	4	//	//
Idées fixes........................	2	1	//	//
Monomanies.......................	4	3	1	2
Démence ou manie, avec fureur.....	5	6	1	2
Affections diverses................	2	9	//	//
Imbécillité, idiotisme, esprit faible..	5	3	//	//
	42	52	2	4
	94		6	

Je n'ai pu faire entrer séparément dans cette comparaison les affections dont il ne se trouve qu'un exemple sur deux ou trois cents sujets, telles que la mélancolie, la panophobie, la démonomanie, etc., etc., et je les ai réunies sous le titre d'*affections diverses*.

Les deux tableaux précédents donnent une idée exacte de la population actuelle de l'Asile des aliénés ; mais il est à remarquer que si l'on recommençait le dernier dans quelques années, il présenterait des résultats différents et beaucoup plus satisfaisants, parce que dans l'origine encore si récente de l'établissement, on y a transféré, de divers hospices, un grand nombre de malades incurables, très-âgés, paralytiques, épileptiques et idiots, qui désormais ne seront plus reçus que fort rarement, l'Asile étant principalement destiné aux malades qui laissent quelque espérance de guérison ou qui ne pourraient rester en liberté sans inconvénient pour la sûreté publique.

Ce que je viens d'avancer est au surplus déjà vérifié par l'expérience, puisque sur trois cent quatre-vingt quatre malades admis en 1826 et 1827, il en est sorti soixante-six, c'est-à-dire environ dix-huit sur cent, parfaitement guéris.

L'établissement s'organise pour cinq cents individus, et l'on suppose que, dès l'année courante, il y en aura environ quatre cents. Les pensions sont fixées ainsi qu'il suit : première classe, treize cents francs et au-dessus ; deuxième, neuf cent soixante-quinze ; troisième, six cent cinquante ; et quatrième, quatre cent cinquante. On a en outre la faculté de prendre des arrangements avec le directeur, pour les commodités et les avantages particuliers qu'on voudrait assurer aux malades. Il est permis à leurs parents de venir les voir deux fois par mois, mais les visites des curieux pouvant occasionner des inconvénients de plus d'une espèce, on n'est admis dans l'intérieur des bâtiments que sur une autorisation spéciale de M. le Préfet, qui en accorde très-peu ; encore ne voit-on jamais les pensionnaires des premières classes.

Nota. Le Conseil général, dans sa session du mois de septembre de cette année, a consacré à l'Asile des aliénés un long article de son procès-verbal ; il s'est plu à reconnaître que la prospérité de cet établissement s'accroît de jour en jour, que les guérisons continuent à s'opérer dans des proportions tout-à-fait inconnues dans les hospices de Bicêtre et de Charenton ; que les tableaux de mortalité présentent des résultats non moins satisfaisants, et qu'enfin l'ordre règne dans toutes les parties du service. Après avoir payé un juste tribut d'éloges aux principaux employés de la maison, le Conseil a donné un témoignage particulier de sa satisfaction au directeur et au médecin ; il a en outre invité ce dernier à ouvrir un registre qui doit devenir un jour fort intéressant, puisqu'il sera destiné à constater, pour chaque malade, l'époque, les causes et le caractère de son aliénation, ainsi que les effets successifs des traitements auxquels il aura été soumis.

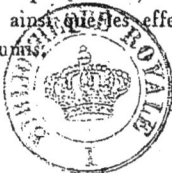

www.ingramcontent.com/pod-product-compliance
Lightning Source LLC
Chambersburg PA
CBHW050422210326
41520CB00020B/6714